AF496320

DE LA RÉACTION VITALE

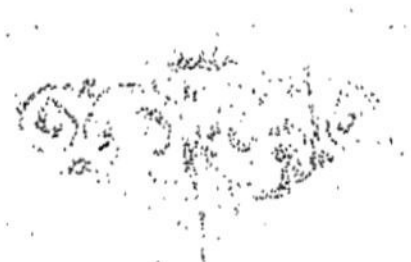

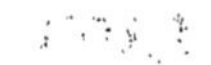

DE LA

RÉACTION VITALE

DISCOURS

PRONONCÉ A LA SÉANCE SOLENNELLE DE LA SOCIÉTÉ IMPÉRIALE
DE MÉDECINE

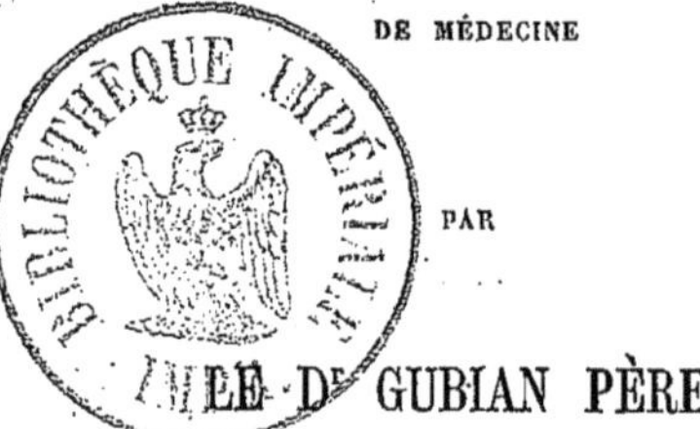

PAR

LE Dr GUBIAN PÈRE,
Président de la Société impériale de médecine de Lyon,
Chevalier de la Légion d'honneur, etc.

LYON
IMPRIMERIE D'AIMÉ VINGTRINIER
Rue de la Belle-Cordière, 14.
1866

DE

LA RÉACTION VITALE

La médecine est une science et en même temps un art ; elle embrasse toutes les connaissances humaines. Constituée surtout par l'application des sciences naturelles aux observations cliniques, il lui incombe d'imposer à ses adeptes la loi de former une collection de faits observés sur la nature elle-même, acquis et inscrits par une sage expérience dégagée de tout esprit de système.

C'est donc un devoir pour le médecin praticien de résumer sa pensée radicale sur la nature essentielle de la maladie, de l'exposer et même de la propager.

Pour cela, il doit la prendre à son origine et la suivre dans ses évolutions.

La nature de la maladie se manifeste ainsi : Les actions portées directement ou indirectement, par les causes délétères sur le principe vital, forment *la force étiologique.*

L'appareil nerveux, siége de l'élément de la vie, atteint plus ou moins profondément, résistant par des efforts variables et relatifs à la puissance nuisible, constitue *la réaction vitale.*

Il y a donc dans la maladie deux antagonistes qui luttent

constamment : l'un qui attaque, c'est la cause délétère ; et l'autre qui se défend, c'est la vie par qui règne le système nerveux.

Dans les tempéraments forts et vigoureux, l'élément nerveux, où réside l'essence vitale, résiste, et le plus souvent victorieux, chasse et anéantit l'ennemi qu'il vient de combattre par des efforts plus ou moins énergiques.

Dans les constitutions faibles, ce sont, au contraire, les éléments délétères, le vice moral, le poison, la maladie contagieuse qui oppriment la vie, l'allanguissent ou la détruisent ; c'est l'élément nerveux qui succombe.

Parmi les êtres qui jouissent de la vie, l'homme possède une suprématie qui lui vient de l'âme ; c'est par cette intelligence supérieure et divine qu'il domine l'univers, mais c'est aussi par elle qu'il est vulnérable, car cette Psychée fugitive est toujours prête à rompre ses chaînes pour s'envoler dans l'infini.

La vie de l'homme, rendue complexe par l'âme, devient, d'après les relations sans nombre de ce roi de la nature, sujette à une dépendance d'autant plus croissante que ses rapports sont plus variés ; aussi, la susceptibilité de l'âme la rend tributaire des impressions de son intuition qui sont aussi multiples que les blessures directes, et souvent mortelles, que lui portent les êtres vivants, comme toutes les influences physiques et météorologiques qui l'entourent.

Les affections pénibles de l'âme, les passions qui l'agitent, produisent leur effet primitif sur le centre nerveux qui, en réagissant sur toute l'économie pour repousser l'action nuisible, développe les phénomènes morbides, ce qui nous fait dire d'une manière générale : La maladie est une lésion plus ou moins prononcée de l'élément encéphalo-rachidien, lequel réagit, par le développement des phénomènes pathologiques, contre l'action délétère, avec une force proportionnée à celles relatives des deux puissances antagonistes.

Cet axiôme n'est pas admis par tous les pathologistes; la plupart l'adoptent seulement pour les grandes épidémies, les encéphalites, les névroses, les névralgies et toutes les lésions plus ou moins organiques des centres nerveux.

Mais nous allons plus loin, nous pensons que les maladies, quelles qu'elles soient, fièvres éruptives, typhoïdes, catarrhales, quoique manifestant leurs plus grandes actions sur des systèmes ou des appareils spéciaux, tels que la peau, les membranes muqueuses, les viscères, agissent primitivement, et au début de l'acte offensif, sur l'élément vital qui réside dans la moelle nerveuse. Il est évident que c'est par le centre de l'animation que le malade est atteint; soumis qu'il est aux vicissitudes des passions, des sensations contre lesquelles il réagit lui-même; des effluves puissants, subits, qui naissent dans les marais, dans les camps, les prisons, les vaisseaux, les hôpitaux et dans tous les lieux où les êtres vivants, où les substances organiques sont accumulées et fournissent, par le fait de cet entassement, des miasmes pestilentiels.

En présence de cette continuelle atteinte du principe vital dans toutes les maladies, le rôle du médecin est facilement indiqué; il s'élève constamment à la hauteur morale qui le fait compatir aux misères de l'être le plus sensible et le plus intelligent de la création. Il s'efforce de relever son énergie, de le rassurer par de solides raisons, n'osant pas recourir au grossier empirisme dont abusent les charlatans. Ce n'est pas tant par le fiel du poisson que par le pouvoir divin de l'ange consolateur que Tobie a recouvré la lumière !

Pourquoi donc est-on surpris de l'influence si fréquente des imposteurs sur certaines gens d'un singulier esprit?

C'est que ces imaginations romanesques se laissent facilement circonvenir par l'apparence du merveilleux.

Il est certain que le prestidigitateur a une haute influence sur ces êtres mobiles et nerveux, tandis que, le plus souvent, le médecin, profond clinicien, craignant d'être vaincu par la maladie, manifeste ses appréhensions ; au contraire, le charlatan plein de faconde, ne doutant de rien, affirme l'efficacité de ses arcanes, et le malade, relevé par une promesse qui surexcite sa vitalité, guérit quelquefois sous la tonicité de cette influence fanatique, en préoccupant d'une espérance la force active du centre nerveux, c'est-à-dire en lui imprimant un mouvement nouveau qui le détourne de l'impulsion morbide ; c'est ainsi que les fièvres de divers types sont journellement guéries par des amulettes, des talismans, des sorcelleries, des enchantements, et, à la grande confusion des artistes, par des ignorants ou des imposteurs.

Mais, dit Lobstein, si l'on croyait que l'empirisme suffit en médecine, la science serait nulle et l'art ne serait plus qu'une aveugle routine ; une saine logique doit donc rassembler les faits et les observations pour transformer en principes les vérités qui en émanent.

L'inspiration pathologique doit nécessairement provenir d'une déduction de la physiologie. N'est-ce pas ordinairement de l'abus des fonctions ou de l'exaltation des passions que naissent les maladies les plus générales et les plus graves?

L'esprit d'investigation fait facilement reconnaître l'atteinte du siége de la sensibilité à travers les nombreux phénomènes qui, comme un épais nuage, la dérobent d'abord à la vue.

En chirurgie, ne voit-on pas une simple plaie à la peau produire, par le traumatisme, une action sur le cerveau ? Si la blessure est légère, le trouble vital est peu apparent, et il est arrivé, chez l'homme courageux et qui paraît peu irritable, que le mal se guérit facilement et promptement, comme chez les animaux qui, n'ayant pas de sens moral, guérissent sans paraître, pour ainsi dire, s'être aperçus de la lésion. Mais, par des complications, l'excitation nerveuse peut se manifester d'une manière terrible, les chairs étant irritées par une esquille, une épine, le virus rabique ou un refroidissement qui produit le tétanos. Nous avons vu (en février 1830) mourir du tétanos, un malheureux jeune homme, plein de force et de santé, à qui on avait enlevé par une simple incision, une petite loupe du volume d'une noisette, développée sur le nez.

L'exposition, durant quelques minutes à l'air froid, a été la cause de ce terrible accident.

D'où vient que dans les arthrites et même les lésions les plus simples du genou ou dans l'état des couches, les guérisons sont parfois rapides et que, dans d'autres cas, des accidents graves, des tumeurs blanches, des péritonites, des fièvres puerpérales se déclarent ? C'est que chez ces derniers malades le système nerveux a été plus profondément ébranlé. Dans le goître exophthalmique ou maladie de Basedow et dans toutes les affections où le système vaso-moteur est atteint, n'est-ce point dans les nerfs vagues et les plexus des artères que se manifestent le plus les phénomènes morbides ?

Lobstein appelle électricité animale, l'action des nerfs sur les organes ; c'est l'atmosphère nerveuse, si heureusement nommée éther organique. Si le système nerveux doit être considéré comme le premier agent, les autres appareils, et notamment l'arbre artériel sont ses instruments: c'est d'eux qu'il se sert pour opérer les changements, tant transitoires que permanents, dans l'état de santé et de maladie ; c'est donc aussi lui qu'il faut accuser de tous les dérangements spontanés qui dérivent de l'action irrégulière du principe vital.

Si le centre sensitif remplit le rôle le plus important dans la production des maladies, tous les principes morbifiques, toutes les subtances nuisibles doivent frapper à cette porte avant de pénétrer dans l'économie et d'en affecter l'ensemble.

Ce sont les nerfs qui éprouvent le premier choc de ces agents. De là vient que la plupart des maladies spontanées préludent par un malaise, qui n'est autre chose que l'impression désagréable reçue par les nerfs et transmise par eux aux deux centres communs des sensations, le centre céphalique et le centre épigastrique qui mettent ensuite en jeu le système artériel par l'intermédiaire des vaso-moteurs. L'anatomie et la physiologie en expliquent suffisamment la raison, et établissent dans tout leur jour les rapports intimes qui lient ces deux systèmes. Les vaso-moteurs sont créés pour commander aux artères ; ils en sont les maîtres et les dominateurs ; rien ne se passe dans les artères sans la volonté et pour ainsi dire sans le consentement de ces nerfs.

Ainsi toutes les maladies aiguës, toutes les fièvres dans lesquelles le système circulatoire joue un rôle principal, reconnaissent le système nerveux comme le premier moteur. Plus l'affection est aiguë, plus le trouble est grand et manifeste des révolutions qui bouleversent l'économie, jusqu'à ce que l'équilibre soit rétabli par des sécrétions, suite naturelle des mouvements fluxionnaires que dirige vers les organes l'innervation ébranlée. Et c'est, Messieurs, lorsqu'elle est le plus profondément atteinte, qu'elle ne peut suffire à rejeter ou annihiler la cause, qu'elle est elle-même anéantie; tel est dans la fièvre pernicieuse l'empoisonnement miasmatique dans toute sa fatalité.

Dans les maladies épidémiques, les cas foudroyants ne sont-ils pas dûs à des sidérations rapides du système nerveux ?

M. Grimaux (de Caux) nous paraît être dans le vrai, en considérant le choléra comme résultant d'une sidération des nerfs de la vie organique. Le grand sympathique est brusquement et inopinément frappé, et comme tous les organes sont sous sa dépendance, il y a suspension immédiate de leurs fonctions.

Remontez à l'origine des affections organiques les mieux caractérisées et vous trouverez presque toujours qu'une lésion nerveuse en a été le principe. On a constaté qu'un grand nombre d'anévrismes du cœur ont été la suite de longs chagrins amenés par les révolutions politiques. Des hydropisies du bas-ventre ont été déterminées par des obstructions aux principaux organes de la digestion ; celle-ci ont été décidées par une inflammation lente ; cette dernière par une fluxion, laquelle a reconnu pour causes des spasmes, et ceux-ci une passion triste de l'âme. Voilà la véritable filiation des événements et la fidèle succession des phénomènes.

Un état morbide est donc une opération vitale, un ébranlement nerveux qui agit spontanément par la nécessité instinctive et les réactions vitales contre les causes morales et surtout les agents extérieurs, les causes délétères.

Nous éclairant du double flambeau de l'anatomie et de la physiologie, nous voyons les maladies chroniques offrir un champ fertile à nos recherches et nous en trouvons l'origine dans la marche irrégulière du principe de la vie ; qu'est-ce donc qui agit dans les affections morbides, si ce n'est ce principe ? Quel autre que lui dirige les mouvements conservateurs de la nature ? D'après quelles lois se font, dans l'état de maladie, la circulation, la respiration, la nutrition, l'assimilation, l'exhalation, les absorptions, si ce n'est d'après les lois vitales ? Remontant au point de départ de la lésion, l'art doit s'efforcer de neutraliser l'action des puissances morbifiques ; d'enrayer le mouvement vicieux que ces puissances ont déterminé dans le centre nerveux, source première de toutes les affections pathologiques ; de combattre les forces délétères dans la période d'incubation, dans son action sur la circulation, en préservant le cerveau des mouvements fluxionnaires qui le menacent.

Le pneuma de Pythagore, de Platon, d'Aristote, le souffle d'Hippocrate et de Galien, l'archée de Van-Helmont, l'éther de Descartes, l'âme sensitive, les fluides nerveux, les esprits vitaux des modernes, tous ces agents admis par les hommes les plus versés dans l'étude de la nature et de ses lois, n'ont jamais été considérés que comme le véhicule de la force vitale, et ne sont dès lors autre chose que la matière incoërcible du système nerveux ; analogue au principe impondérable dont s'occupe la physique, mais en différant essentiellement en ce qu'elle est constamment soumise à une force particulière, celle de la vie.

Amard, chirurgien en chef de la Charité et président de votre Compagnie, a laissé un livre, l'*association intellectuelle*, écrit dans un style dogmatique, mais rempli de faits cliniques tracés de main de maître, habilement et savamment interprétés. Il affirme que « le système nerveux possède seul le mouvement spontané intrinsèque ; lui seul peut, dit-il, lui seul est primitif ; lui seul est élément, principe, seul il se meut d'un pouvoir absolu ; seul entre tous, le système nerveux engendre des maladies spontanées. » Il détermine de son propre mouvement les fièvres typiques, intermittentes, malignes ; et, cet ébranlement de la puissance vitale procure au loin des avortements, des hémorrhagies, des inflammations, accidents envisagés à tort jusqu'à ce jour, comme des affections essentielles.

Les mots pneumonie, gastro-entérite, sont des dénominations trop générales ; le plus souvent c'est dans une partie bornée des conduits respiratoires et digestifs que l'irritabilité nerveuse dénonce les bronchites et coqueluches, les nombreuses dyspepsies et gastralgies, les colites et dyssenteries, et toutes fluxions par raptus ; il se forme aussi des jetées sur les reins, sur le cœur, véritables irradiations ou déterminations nerveuses.

Ceux qui ne croient pas devoir admettre cette unité dans l'essence des maladies, s'appuient sur les variétés étiologiques : la peste, le typhus, les fièvres catarrhales, typhoïdes, intermittentes, la fièvre jaune, la variole, toutes les fièvres éruptives, l'érysipèle, le phlegmon et les lésions chirurgicales qui ont toutes des causes différentes et de diverses natures; mais cette étiologie variée s'est portée sur le foyer de la sensibilité au moyen d'instruments, d'appareils, d'organes divers. Ainsi les infections, les contagions exercent leur action sur la peau, sur les muqueuses et empoisonnent le sang qui, comme la peau, comme les muqueuses, comme les vaisseaux lymphatiques, est agent de transmission.

Si, selon les hématologistes, le sang est primitivement empoisonné par les miasmes et devient l'instrument qui les transporte sur le sens vital, la pulpe nerveuse n'en est que plus vivement, plus fréquemment et plus profondément atteinte au moyen de ce véhicule, et trop souvent ces miasmes déterminent la fièvre pernicieuse, les fièvres ataxiques qui tuent absolument comme la foudre par la commotion ou comme l'aiguille du toréador qui, énfoncée dans le nœud vital, n'y laisse, pour ainsi dire, aucune trace, tout en déterminant subitement la mort.

Magendie a fait connaître, par des expériences curieuses, que c'est en agissant sur la moëlle épinière que le poison des Indiens, connu sous le nom d'eupas-tieuté, tue les animaux; son illustre disciple, Claude Bernard, a reconnu que le curare comme le ticunas et le woorara qui lui sont analogues, tuent ou anéantissent toutes les propriétés des nerfs de la vie animale, mais en laissant intact ou n'anéantissant que plus tardivement celles des nerfs de la vie organique. C'est toujours en voyant l'extinction de la vie, au centre de la pulpe nerveuse, qu'on se rend compte des morts rapides déterminées par de vives émotions de l'âme, par la frayeur, par ces états de langueur que cause un chagrin profond, et toutes ces maladies qui tuent sans apparence de causes matérielles.

Aussi l'anatomie pathologique est-elle fréquemment insuffisante ou trompeuse ; elle est trompeuse lorsque le siége où a fini le mal n'est pas celui où il a commencé ; elle est insuffisante dans beaucoup de fièvres et dans la plupart des névroses. L'anatomie pathologique, encore qu'utile et bonne à cultiver, ne forme cependant qu'une science restreinte et parfois décevante.

Les exaltations psychiques, en ébranlant l'innervation, lui font porter le trouble et la maladie sur des fonctions qui, à leur tour, deviennent causes secondaires de nouveaux accidents. Au contraire, les parasites, que les travaux microscopiques nous dévoilent de plus en plus, qui pullulent, non seulement dans les muqueuses et dans les profondeurs des organes et des tissus, mais encore dans le sang ; ces animaux ne manifestent leur présence, par des phénomènes pathologiques, que lorsque la sensibilité nerveuse les perçoit ; mais, si cette vitalité est préoccupée par des intérêts supérieurs, comme la conservation du produit de la conception, la fonction périodique menstruelle, l'influence de ces corps parasitaires est momentanément neutralisée. Amard a observé que les filles qui viennent accoucher à la Maternité sont singulièrement sujettes aux vers ; c'est, dit-il, une particularité remarquable, que les filles qui ont des helminthes en soient moins fatiguées pendant la grossesse que durant les couches, et que ces parasites, qui existent depuis longtemps, ne se fassent sensiblement apercevoir qu'à cette époque, et, le plus ordinairement tout à coup ; c'est qu'alors les forces vitales, qui avaient soutenu la grossesse, n'ont plus de raison d'être, en ce sens, après l'accouchement, et sont saisies enfin par l'action toxique des entozoaires.

Les maladies épidémiques, contagieuses, virulentes, sont essentiellement nerveuses, puisqu'elles développent, par l'influence nervoso-vitale les mêmes types de leurs générateurs ; les descendants ressemblent à leurs ascendants, comme dans l'ovo-génésie, l'évolution du germe se manifeste par l'apparition successive des phénomènes de la vie qui caractérisent chaque espèce. Les maladies peuvent donc différer d'après la nature de leurs causes, mais c'est toujours dans la pulpe encéphalo-rachidienne, et par ce premier et si général élément de la vie, qu'elles arrivent à leur complément ; c'est donc là qu'il faut les étudier et les combattre, en cherchant à neutraliser leurs causes.

Dans la pléthore, c'est le sang, lui-même, qui excite directement le centre cérébro-spinal ; et la fièvre inflammatoire, expression de cette excitation générale, se dissipe promptement par l'évacuation de ce fluide, sous forme d'hémorrhagie, d'épistaxis ou par la saignée artificielle.

Mais, si cette pléthore n'est pas diminuée par les efforts de la réaction vitale, qui porte aux hémorrhagies naturelles, aux sueurs profuses ou autres crises prononcées, la résistance vitale étant insuffisante, une lésion cérébrale, une apoplexie fait succomber le malade. Ainsi, lorsque l'innervation est suffisante, la maladie n'est qu'une fièvre éphémère ; si, au contraire, la cause pléthorique a résisté à l'effort vital, il y a lésion profonde et inflammation.

Les influences utérines sur le centre vital se manifestent sous des formes très-variées, tels sont les phénomènes de folie occasionnés par la menstruation, comme dans la folie des femmes enceintes, des nouvelles accouchées et des nourrices. Esquirol rapporte qu'une femme, à chaque retour périodique, éprouvait le désir de tuer son mari et ses enfants; l'impression augmentait surtout s'ils étaient endormis. Hencke qui, en 1817, a publié un excellent mémoire sur la pyromanie, insiste fortement sur les penchants que développe sous ce rapport la puberté, notamment chez les jeunes filles. Une servante de 17 ans s'était échauffée à la danse: à son retour, saisie d'anxiétés, elle fut obsédée par le désir d'incendier, dont elle ne fut délivrée le troisième jour que par la satisfaction de ce besoin impérieux. Sa joie, en voyant le feu éclater, fut telle qu'elle avoue « n'en avoir jamais ressenti de pareille. » La dipsomanie est encore une des déplorables anomalies qui dérivent des troubles de la menstruation. Combien de malheureuses adonnées avec fureur à la boisson, n'offrent-elles pas, en particulier ou en public, le dégoûtant spectacle de leur honteuse dégradation! Elles ne connaissent ni le frein de la pudeur, ni celui de la crainte, ni celui du péril. Aussi, tombent-elles, pour la plupart, dans un abrutissement progressif ou dans une folie furieuse qui, en raison des terribles hallucinations dont elles sont assaillies, les conduit finalement au suicide, ou à l'homicide.

C'est surtout vers l'âge critique que s'opère cette funeste transformation ; l'état de souffrance, les déceptions qui se multiplient, les chagrins expliqueraient, selon M. Falret et notre regretté collègue Brachet, la prédominance des formes mélancoliques et hypocondriaques. Ces faits confirment le besoin de mieux faire sentir chaque jour l'influence nerveuse et de ne pas l'isoler des modifications qu'elle reçoit des divers appareils ou qu'elle leur communique.

L'ébranlement causé par ces surexcitations morales produit facilement des hémorrhagies, des avortements ; à son neuvième jour de couches, une fille apprend que son amie s'est enfuie avec son argent et ses hardes ; elle est prise incontinent d'une violente douleur aux parties antérieures et latérales de la tête ; vomissement d'un litre de sang, résultant de l'action médullaire de la partie antérieure du cerveau qui, par le nerf vague, s'est transportée sur les vaisseaux sanguins de l'estomac ; ainsi, la maladie est dans le cerveau, excité par l'agitation psychique, qui réagit sur l'estomac, et se termine par l'hématémèse.

Combien ne voit-on pas souvent le délire et surtout l'hystérie produits par ces mêmes causes ! Chez une femme pleine de vigueur et de santé surviennent à diverses reprises des accès d'hystérie avec convulsion dans les membres; l'action pléthorique sur la moelle épinière ayant déterminé ces phénomènes, une saignée fait disparaître les accidents en détruisant cette excitation passagère de la moelle.

Une autre femme, blonde, délicate, valétudinaire, est guérie de violentes attaques d'hystérie, par une injection anale d'assa-fœtida ; ici, l'assa-fœtida agit comme spécifique sur la région inférieure de la moelle épinière, tandis que la saignée, si héroïque dans le premier cas, aurait été nuisible dans ce dernier. Chez ces deux hystériques, le tempérament, l'idiosyncrasie et la nature de la cause ont guidé l'homme de l'art dans l'heureuse et prompte guérison de la maladie nerveuse.

De l'appréciation du point primitif atteint dans les maladies, surgit nécessairement la meilleure méthode de traitement; combien d'erreurs auraient été évitées si Broussais, moins séduit par son système, eût été plus animiste ? S'il eût vu des gastralgies, là où il ne comprenait que gastrites ? Ainsi, la faiblesse impressionnant les centres nerveux, produit des altérations dans les fonctions qui ne doivent être combattues que par les corroborants, les nervins, les toniques de l'inervation; tandis que l'affaiblissement, produit par l'abus des évacuations sanguines, portait à cette inervation le coup fatal.

En observant dans toutes les maladies, les phénomènes qui les caractérisent, suivant leurs causes, les diathèses et surtout suivant les appareils où agissent les causes ; en raisonnant l'action des unes et des autres, on arrive, selon l'ingénieuse expression de Cabanis, à expérimenter le raisonnement, c'est-à-dire, à trouver la racine du mal dans le système nerveux où aboutissent les actions des causes et d'où réagissent les phénomènes.

C'est donc toujours l'ennemi qui attaque la vie, au sein du tissu cérébro-spinal, que le médecin a mission de poursuivre et d'anéantir. Mais, par l'hygiène, il fait plus que de le combattre ; il le neutralise le plus souvent, ou l'arrête dans son développement, et prévient ses apparitions spontanées par une surveillance active et continue.

L'art a pour but essentiel d'éloigner ou de détruire les causes des maladies et d'aider la puissance médicatrice de la nature, c'est-à-dire, les efforts de la vie qui se débat contre les influences pernicieuses sans cesse agissantes. C'est à ce noble résultat, Messieurs, que tendent grand nombre de vos travaux : vos constantes sollicitudes prouvent combien vous êtes pénétrés de cette nécessité absolue de mettre en pratique les grandes lois de l'hygiène publique et privée !

Vous avez compris que le rôle des sociétés savantes ayant un caractère essentiel d'utilité, est plutôt de refléter le mouvement scientifique que de le créer ; leur mission est surtout conservatrice et, comme l'a dit M. le docteur Legouest, elles doivent examiner et réviser les idées anciennes, discuter et juger les idées nouvelles, dégager des unes et des autres ce qu'elles renferment de vrai et ce qui, à ce titre, doit rester dans la science : or, pour accomplir cette tâche avec dignité, il leur faut deux choses, l'esprit d'indépendance tempéré par la sagesse et l'esprit de progrès contenu par la prudence : aussi dégagés d'un acte servile pour les hommes et les choses du passé, que d'un enthousiasme aveugle pour les nouveautés, vous pouvez, vous aussi, Messieurs, vous appliquer cette belle devise adoptée par Malgaigne : « réalité dans la science, moralité dans l'art. »

C'est ce qu'établissent vos travaux trimestriels sur les maladies régnantes ; les rapports de vos Commissions et vos discussions approfondies sur la vaccination, l'hydrophobie, les dystocies ; sur l'insalubrité des égouts, sur la police sanitaire capable d'imposer un frein à la diffusion trop facilement progressive de la syphilis ; les considérations de pathologie génésique sur l'influence réciproque de la mère et de l'enfant ; celles, non moins utiles de signaler et d'éviter les dangers et les abus qui dans certaines professions nuisent à la nombreuse population des ouvriers et des industriels. Nous devons rappeler les fréquentes présentations de malades guéris à la suite d'opérations brillantes, et les cas non moins intéressants de tératologie et d'anatomie pathologiqne, dont nous verrions avec plaisir s'accroître le nombre, par le zèle des internes de nos hôpitaux que vous encourageriez par d'honorables récompenses.

Vos recherches sur la féconde influence de la prophylaxie ont trouvé leur sujet d'émulation dans les belles traditions que nous a laissées l'illustre sénateur Vaïsse. Nous ne saurions trop entourer son souvenir de notre perpétuelle reconnaissance pour les assainissements et les embellissements dont il a doté notre ville, qui jouit largement aujourd'hui des éléments créateurs, source de vie et de santé, la lumière, l'air et l'eau, si providentiellement distribués par le cours de nos fleuves majestueux et si artistement répartis sur nos places publiques et sur nos quais splendides !

Les bienveillantes approbations que vous avez reçues de M. le Sénateur, son digne successeur, nous font espérer, Messieurs, que l'habile administrateur du département du Rhône, continuera, comme il l'a déjà parfaitement établi, de développer toutes les améliorations hygiéniques indiquées par les nécessités du progrès. Ainsi, il a bien voulu soutenir de son active et puissante protection votre pétition, adressée au Ministre, pour la création d'une Faculté de médecine, si légitimement due à la seconde ville de France. Ce complément universitaire, auquel Lyon a des droits incontestables, viendra, Messieurs, ajouter aux riches éléments dont jouit notre belle cité, pour le perfectionnement d'une hygiène générale qui, en ranimant les sources de la vie, éloigne, combat et dissipe ses nombreux antagonistes. Ennemis, hélas ! trop féconds, puisque par les lois immuables de la nature, semblables aux têtes de l'hydre qui renaissaient et se multipliaient à mesure qu'elles étaient abattues, ils distillent constamment les miasmes, les poisons qu'ils tendent à propager sans cesse !

Heureuse notre cité d'acquérir le pouvoir de détruire ces influences hétérogènes; heureuse si, réunissant par l'Université, le faisceau des sciences physiques et médicales à l'esthétique des beaux-arts, elle parvient à la haute puissance qui doit activer le progrès en améliorant de plus en plus la santé publique !

www.ingramcontent.com/pod-product-compliance
Ingram Content Group UK Ltd.
Pitfield, Milton Keynes, MK11 3LW, UK
UKHW021202230726
13926UKWH00001B/257